CONTRIBUTION A L'ÉTUDE

DES

SOURCES NOUVELLES

A MINÉRALISATION FAIBLE

DE VALS-LES-BAINS (ARDÈCHE)

PAR

Octave L'HERMIER DES PLANTES,

Docteur en médecine de la Faculté de Paris,
Médecin stagiaire au Val-de-Grâce.

PARIS
A. PARENT, IMPRIMEUR DE LA FACULTÉ DE MEDECINE
29-31, RUE MONSIEUR-LE-PRINCE, 29-31.

—

1879

CONTRIBUTION A L'ÉTUDE

DES

SOURCES NOUVELLES

A MINÉRALISATION FAIBLE

DE VALS-LES-BAINS (ARDÈCHE)

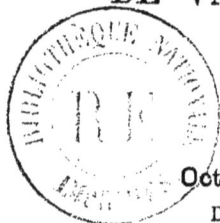

PAR

Octave L'HERMIER DES PLANTES,

Docteur en médecine de la Faculté de Paris,
Médecin stagiaire au Val-de-Grâce.

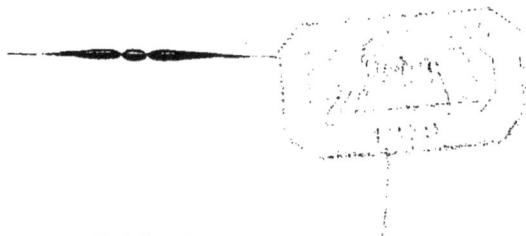

PARIS

A. PARENT, IMPRIMEUR DE LA FACULTÉ DE MEDECINE

29-31, RUE MONSIEUR-LE-PRINCE, 29-31.

—

1879

DES SOURCES NOUVELLES

A MINÉRALISATION FAIBLE

DE VALS-LES-BAINS (ARDÈCHE)

————

INTRODUCTION

Depuis quelques années, pendant notre séjour à Vals, au moment de la saison des Eaux, nous avons pu, jour par jour, reconnaître l'effet curatif des diverses sources qu'on y rencontre. C'est pourquoi nous avons conçu le projet de choisir, parmi les observations que nous avons relevées d'après les conseils et sous le regard de notre père, médecin consultant à Vals, celles qui nous ont paru se trouver les plus intéressantes pour en faire le sujet de notre thèse de doctorat. Cette tâche, nous l'avouons, eût été au-dessus de nos forces si nous n'avions pu mettre à profit l'expérience et les conseils de notre père.

Nous n'avons pas l'intention de traiter de l'utilité des eaux minérales en général, ni de décrire l'historique, les origines et l'importance chaque jour plus considérable de celles de Vals-les-Bains. Des voix plus autorisées que la nôtre leur ont fait obtenir, depuis quelques années, la juste réputation qu'elles méritent, entre toutes les autres eaux, par leur nombre et la variété de leurs principes minéralisateurs.

Notre but est plus modeste et notre étude sera moins étendue. Depuis longtemps, M. le professeur Bouchardat a écrit : « Quant on prescrit des alcalins, il n'est pas nécessaire que les solutions soient aussi concentrées qu'on les ordonne habituellement :

1° Parce que des boissons si fortement médicamenteuses ne sont pas aussi facilement absorbées; 2° qu'on ne peut sans dégoût ni incommodité en ingérer chaque jour une quantité suffisante.... L'eau est le meilleur lithontriptique des gravelles uriques, les grands buveurs d'eau n'ont jamais de calculs uriques... »

Ces considérations nous ont inspiré dans tout le cours de notre travail. Le traitement des affections que nous allons rapporter n'a guère consisté que dans l'emploi continu des sources faiblement minéralisées; en même temps les malades étaient soumis aux règles d'une sévère hygiène que l'on ne doit jamais négliger surtout dans le cours d'un traitement par les eaux minérales. Notre dernière observation suffit à le démontrer. Notons enfin que l'hydrothérapie et l'électricité sont venues, dans plusieurs cas, prêter aux eaux minérales un utile concours. Quant aux eaux fortement chargées de sels, comme la Magdeleine, la Marquise, l'Alexandre, la Souveraine, la Désirée, la Rigolette, etc., nous en parlerons moins. Elles sont aujourd'hui toutes bien connues, car elles ont fait l'objet, depuis plusieurs années, de nombreux et importants travaux. D'ailleurs l'abondance même des matières nous force à faire un choix, et ces eaux figurent peu dans le traitement employé pour obtenir les guérisons que nous allons rapporter.

Notre travail comprendra donc deux parties. Dans un résumé succint nous traiterons d'abord des eaux de Vals pour les classer d'après leur origine et leur composition, décrire les principales substances qu'elles contiennent, énumérer leurs propriétés physico-chimiques et physiologiques, et, afin, pouvoir, avec ces données, expliquer leur action thérapeutique dans les différents cas que nous publions. A vrai dire, ces observations sont la raison d'être de notre modeste travail et lui serviront de conclusion.

Que notre éminent professeur, M. Bouchardat, veuille bien agréer nos remercîments pour l'honneur qu'il nous a fait en acceptant la présidence de notre thèse. Grâce aux conseils qu'il a bien voulu nous donner au début de notre étude, nous avons pu apporter dans le choix de nos matériaux plus de délicatesse, et, dans la division de notre sujet, plus d'ordre et de méthode. Nous sommes heureux de trouver l'occasion de lui en exprimer ici toute notre reconnaissance.

Nous remercierons également M. le docteur Chabannes, médecin inspecteur des eaux, de l'empressement et de la bonne grâce qu'il a mis à nous procurer plusieurs renseignements. Ses nombreux ouvrages ont été pour nous une source de précieuses indications.

HISTORIQUE ET CLIMATOLOGIE

« Les eaux minérales de Vals sont en grande réputation dans le Midi de la France. Pendant la belle saison il se trouve quelquefois dans le pays plus de trois cents personnes réunies pour les boire. La contrée est montueuse et singulièrement pittoresque, elle est couverte de vieux cratères et de lambeaux de laves qui se rattachent aux hautes cimes volcaniques qui dominent tout le Vivarais. Près de Vals les laves sont très-morcelées et laissent à découvert en mille endroits, principalement dans les vallées, le terrain sur lequel elles reposent. Ce terrain est très-varié. Il se compose de roches primitives, d'un dépôt houiller dans lequel on exploite la petite mine de houille de Prades et qui offre quelques indices de minerais métalliques, et enfin du calcaire secondaire ancien qui y prend naissance et s'étend à l'est et au sud dans le bassin du Rhône jusqu'à une très-grande distance. Vals est donc une station des plus intéressantes et des plus instructives pour le géologue. »

C'est ainsi que Berthier, ingénieur des mines, qui fut un des premiers chimistes qui analysèrent les eaux de Vals, s'exprimait à leur sujet dans les Annales de Physique et de Chimie de 1823. Il est impossible de mieux résumer, en quelques lignes, l'étude géologique de notre station. Ajoutons que Vals est situé sur les bords de la rivière torrentueuse de la Volane, qu'il se trouve presque sur le méridien de Paris et à 240 mètres d'altitude seulement. Abrité contre les vents du nord par les montagnes qui l'entourent, il participe du climat Méditerranéen chaud et modéré, tel qu'on ne le rencontre que bien plus au Sud dans la vallée du Rhône. Les cultures que l'on y trouve : vigne, mûrier, olivier, en font foi.

Les premières sources d'eau minérale y furent découvertes par un pêcheur du nom de Martin Brun, en 1602. On ne sait trop dans quelles circonstances.

Claude Expilly, président du Parlement de Grenoble qui avait subi l'opération de la taille, et voyait un calcul se reproduire, obtint sa guérison par les eaux de Vals. Il en célébra les mérites en 1609 par des poésies qui nous sont parvenues.

On trouve en 1639 un ouvrage de Reynet, pharmacien à Aubenas, dédié à Marie de Montlaur, marquise de Maubec, dame de Vals, qui prit sous son patronage les deux plus anciennes sources alors connues, la Marie et la Marquise. L'ouvrage de Reynet fut approuvé par le doyen de la Faculté de Montpellier qui se nommait Cartaud. En 1657, Antoine Fabre fait paraître le premier travail vraiment scientifique sur les eaux dont Duclos donne en 1675 la première annalyse.

Plusieurs lettres de Mme de Sévigné, du cardinal de Fleury, du comte de Cossé-Brissac, etc., semblent prouver que les eaux de Vals étaient en faveur à la cour de Louis XIV et de Louis XV. A ce moment le prix de 12 bouteilles de ces eaux, était, dit on, de 71 livres 2 sols. En 1778 Richard de la Prade, en 1781 Madier du Bourg Saint-Andéol, en 1784 Arnault, maître chirurgien de Vals, écrivent sur les sources divers ouvrages ou mémoires peu connus, et il faut arriver jusqu'aux travaux d'Alibert, de Patissier, Pétrequin et Socquet, Guibourt, Berthier, Brun, Chevalier-Dupasquier, Dorvault, O.-Henry, Lavigne, etc., etc., pour voir les eaux de Vals sortir définitivement de l'obscurité. Ajoutons que plus récemment encore leur étude a fait l'objet des constantes méditations de M. le docteur Tourrette, l'ami regretté de notre père, et qui a consacré à leur histoire et à leurs propriétés thérapeutiques de nombreux travaux. L'éminent et modeste docteur vient de mourir au moment où son œuvre était couronnée de succès.

C'est aux efforts réunis des savants, aux travaux continuels de MM. Chabannes, Bourgarel et autres encore qu'il serait trop long de citer, que Vals doit l'accroissement si rapide de sa prospérité.

Si Berthier a pu dire que l'on voyait 300 malades à Vals en 1823, on n'en trouvait guère que 500 en 1864; mais, depuis, le nombre s'en est considérablement multiplié; nous en trouvons, en effet, 1200 en 1866, 3200 en 1869, et enfin 5300 en 1875, et depuis lors, avec de faibles oscillations, ce chiffre s'est à peu près maintenu. Ajoutons que les travaux récents que l'on vient d'exécuter en vue d'assurer non-seulement le bien-être des malades, mais l'emploi plus varié des nombreuses sources par les différents procédés hydrothérapiques, sont pour beaucoup dans ces résultats.

Saison des eaux. — La saison des eaux est en moyenne, à Vals, de cinq mois, du 15 mai au 15 octobre, variant chaque année suivant l'état de la température. Les médecins souhaiteraient voir les malades arriver en plus grand nombre au commencement de la saison. Les chaleurs de l'été sont, en effet, moins favorables pour le traitement des différentes affections que l'on est appelé à y rencontrer. Quant à la durée du traitement, bien que les malades aient pris la coutume de la fixer à trois septénaires, il est impossible de rien dire de général à ce sujet. La routine doit céder à des considérations tirées de la nature et de la marche de la maladie, de l'impressionabilité du malade, etc., etc.

ORIGINE DES EAUX.

Aucune question n'est plus controversée que celle de l'origine d'une source d'eau minérale. Il nous est même impossible d'énumérer les différentes hypothèses qui ont été émises et soutenues depuis longtemps, avec plus ou moins de faveur auprès des savants.

Bornons-nous à rapporter celle de ces opinions qui, pour les sources de Vals, a obtenu la créance la plus universelle et nous paraît être le plus vraisemblable.

On sait que le Vivarais, dont les cours d'eau sont tributaires du bassin du Rhône, est parcouru à l'Ouest, et du Nord au Sud, par les montagnes des Cévennes, sur lesquelles s'appuient les chaînes des Coirons et des Bouttières, qui vont de l'Ouest à l'Est et s'inclinent à mesure qu'elles se rapprochent du Rhône. L'altitude qui, au Mézenc, point culminant de la contrée, est de 1754 mètres, ne se trouve plus être que de 40 mètres dans la partie la plus déclive de la région. Au centre et à l'Ouest, c'est-à-dire dans la partie qui nous occupe, ces montagnes sont composées de gneiss et de mica-schistes recouverts par des déjections volcaniques, laves, basaltes, trachytes et phonolithes qui proviennent de volcans éteints de la période primitive.

Rappelons que, par suite de soulèvements consécutifs, le granit porphyroïde a traversé en maints endroits les gneiss et schistes micacés « qu'il a soulevés, plissés et disloqués de mille manières, » suivant l'expression de notre éminent géologue du Vivarais, M. Dalmas.

De ces soulèvements résultèrent des failles et fissures qui rayonnent autour des principaux volcans de la contrée. Parmi ces volcans, plusieurs, comme ceux d'Issarlès, du Bouchet, de Saint-Front, situés à l'ouest et au-dessus de Vals, ont un immense cratère transformé en lac depuis longtemps ; celui d'Issarlès ne mesure pas moins de 90 hectares 38 ares de superficie ; et, comme on ne connaît pas à ces lacs un orifice d'écoulement qui soit en rapport avec l'immense quantité d'eau qu'ils reçoivent de toute la contrée, on comprend que leur contenu liquide tende à sourdre par toutes les failles qui lui sont ouvertes. Dans les cratères mêmes qui ne contiennent pas d'étang permanent, on voit les eaux de pluies, ramassées dans leur cavité, sourdre par des fissures le long de leur flanc, et dans leur trajet se charger de gaz carbonique.

Cette eau, qu'elle provienne des lacs ou des pluies, dissout alors dans son parcours : 1° par son eau, toutes les matières solubles qu'elle rencontre dans le sol et dans les fissures des roches : substances organiques, nitrates, silicates alcalins, sels divers ; 2° par son acide carbonique, les carbonates de soude et de potasse qu'elle transforme en bicarbonates solubles ; 3° par l'oxygène qu'elle contient elle oxyde la matière organique, suroxyde et décompose les carbonates de fer et de manganèse, et sulfatise les pyrites. La décomposition du feldspath, qui est un silicate alcalino-terreux, abondant dans les gneiss et les granits, nous explique la présence de la silice et de l'alumine. Ces différentes transformations chimiques, ces oxydations obtenues par l'oxygène primitivement contenu dans les eaux, font comprendre qu'on ne retrouve dans l'eau minérale, prise à la source, qu'une faible quantité de ce gaz.

Aussi, M. Dalmas a-t-il pu dire avec raison que « l'eau et les acides produisent dans le foyer chimique des sources minérales et thermales, les mêmes faits qu'ils produisent dans le foyer des volcans. Sans eau et sans acides, tout foyer chimique et tout foyer volcanique sont impossibles dans l'intérieur de la terre où l'oxygène de l'air ne peut pénétrer et n'y peut être remplacé que par l'oxygène de l'eau, à mesure que celle-ci se décompose au contact des métaux alcalino-terreux. »

De là résultent les bicarbonates de chaux, de soude, de fer, de potasse et de magnésie que l'on voit suinter de toutes les fissures du granit porphyroïde de Vals, de Neyrac et du volcan d'Aizac.

Non loin de là, les mêmes causes se reproduisent avec de semblables effets, sur différents points du Vivarais, à Saint-Georges-les-Bains, à la Croix de Devès, à Saint-Laurent-les-Bains, à Sainte-Mélany, à Chanéac, à Desaignes. Nous aurons l'occasion de revenir sur celles de ces eaux qui ont été étudiées avec soin et détail. Toutes ces sources, par leur nombre et leur diversité, font incontestablement, du département de l'Ardèche, la contrée de France la plus riche en eaux minérales.

PROPRIÉTÉS PHYSIQUES.

Les eaux minérales de Vals sont toutes froides ; leur température prise au mois de juillet, le matin, varie toujours dans des limites assez restreintes : 13° à 15°,5.

A leur émergence des sources, elles sont limpides et conservent cette limpidité lorsqu'elles sont rapidement enfermées en vases clos. Exposées à l'air, elles ne tardent pas à laisser déposer un précipité ocreux. Ce précipité est très-abondant autour des sources ferro-manganiques arsénicales de la Dominique, de la Saint-Louis et du volcan d'Aizac. Il est constitué par des boues ferrugineuses qui ont été employées depuis quelque temps en application locale sur des plaies et tumeurs blanches, ainsi que nous le verrons dans nos obser-vations.

La saveur des eaux est plus ou moins alcaline, rendue aigrelette par le gaz carbonique qu'elles contiennent en grande quantité.

Les sources ferrugineuses ont une saveur d'encre, atramentaire.

La basse température des eaux de Vals est déjà une source d'indications thérapeutiques et sert à les distinguer entre les eaux de même composition qui sont tièdes ou chaudes, comme celles de Vichy, par exemple. En effet, les affections atoniques des organes sous-diaphragmatiques réclament l'ingestion de boissons fraîches et acidules. L'appétit lui-même est, par elles, immédiatement excité, et c'est là une action primitive et à peu près constante due à l'emploi des eaux de Vals. Cette action est encore plus marquée avec les eaux bicarbonatées sodiques faibles. La saveur urineuse des eaux à minéralisation forte, qui cause souvent un certain dégoût aux malades, diminue dans ces eaux les propriétés apéritives. Pour Vichy, d'ailleurs, comme l'a fait remarquer M. le Dr Chabannes, la source des Célestins, qui a puissamment contribué à la réputation de la station, était une source froide.

Vals-les-Bains est donc une station d'eau athermale, et nous ne dirons pas, avec M. Durand-Fardel, que ces eaux *froides* sont des eaux *refroidies;* rien ne le prouve; mais il est certain que cette fraîcheur les rend bien plus transportables avec tous leurs principes minéralisateurs maintenus en dissolution, que celles qui proviennent de sources thermales, et sont manifestement refroidies depuis leur émergence de la source.

Le débit des sources de Vals est, en moyenne, de deux litres par minute, sauf pour la source Alexandre et pour l'Intermittente au moment où elle apparaît, jaillissant en gerbes qui rappellent les geysers de l'Islande. Le débit total de chaque jour est, en moyenne, pour toutes les sources réunies, de cent soixante mille litres. On a cherché à l'augmenter au moyen de pompes aspirantes, mais la constitution des eaux n'est plus la même dans ce dernier cas. Par l'abaissement de la pression atmosphérique, le gaz carbonique s'échappe et les principes dissous à cause de sa présence se précipitent.

PROPRIÉTÉS CHIMIQUES.

Pour cette étude, le grand nombre des sources minérales oblige à les classer en trois groupes, distincts au double point de vue chimique et thérapeutique.

Nous ne parlerons pas de la classification secondaire, que l'on a voulu établir avec des eaux bicarbonatées sodiques mixtes ; cette division nous paraît être d'abord inutile et ensuite défectueuse, parce que les sources que l'on a voulu ranger dans cette catégorie appartiennent aussi bien aux groupes que nous allons citer.

On divise les eaux de Vals en :

1° Eaux bicarbonatées sodiques à minéralisation forte et moyenne, c'est-à-dire comprenant plus de 3 ou 4 grammes de bicarbonate de soude ;

2° Eaux bicarbonatées sodiques faibles, qui font spécialement l'objet de notre étude et possèdent de 1 à 3 grammes de bicarbonate de soude ;

3° Eaux arsenicales ferrugineuses et manganiques, groupe très-important sans analogie avec les précédents et composé des trois sources Dominique, Saint-Louis, Volcan d'Aizac.

Cette dernière est plus ferrugineuse encore et plus manganique que les précédentes. On ne la connaît bien que depuis peu de temps.

Aux eaux du premier groupe appartiennent les sources : Vivaraise 9, Vivaraise 7, Marquise, Constantine, Camuse, Désirée, Précieuse, Sophie, Chloé, Délicieuse n° 8 et n° 6, etc.

Aux eaux du deuxième groupe : Favorite, Vivaraise 1, Juliette, Impératrice, Marthe, Pauline, Saint-Jean (perdue depuis quelque temps), Georgette, Marie-Hortense, Marie, Voltour, Délicieuse 3 et 1, etc.

Au troisième groupe : Dominique, Saint-Louis, Volcan d'Aizac.

Chaque année, d'ailleurs, amène de nouveaux forages et fait découvrir de nouvelles sources. On peut en compter aujourd'hui plus de soixante, et cependant le débit des anciennes n'est pas appauvri par les nouvelles découvertes.

Dans notre étude, pour nous maintenir dans les limites que notre plan nous impose, nous laisserons de côté les eaux bicarbonatées sodiques fortes. D'ailleurs leur étude est faite aujourd'hui, leurs indications thérapeutiques sont connues, et elles ne figurent que d'une façon secondaire dans les observations que nous allons rapporter.

Parmi ces sources cependant on doit distinguer la Désirée et la Précieuse. Ces eaux, qui se spécialisent par 0,90 pour la première, et 0,75 pour la deuxième, de magnésie, sont laxatives et indiquées dans les cas de dyspepsie douloureuse avec constipation. M. le Dʳ Bourgarel en a fait l'objet d'une étude spéciale ; il les emploie : 1° pour obtenir une action déplétive dans les engorgements du foie, la pléthore abdominale, la constipation. Il ne faut pas laisser cette action se prolonger parce que, alors, elle nuit au traitement au lieu de le rendre plus complet. 2° Pour exercer une action substitutive sur la muqueuse de l'intestin dans la dyspepsie intestinale, en observant que cette maladie, délicate à traiter par les eaux minérales, ne guérit généralement à Vals qu'après avoir subi une aggravation artificielle et momentanée dont il faut surveiller et borner le degré.

La source de la Tine du Voltour, découverte depuis peu, possède toutes les propriétés de la Désirée et de la Précieuse, elle est encore plus magnésienne et moins sodique que celles-ci et contient, en outre, deux volumes et demi de gaz carbonique. Cette eau, fréquemment employée dans les maladies que nous allons énumérer, mérite donc une mention toute particulière.

Nous n'entrerons pas dans le détail des analyses de toutes les sources de Vals; cette tâche nous semble inutile, car les différentes sources que l'on trouve à Vals ont été groupées en catégories bien connues, que l'on a réunies pour en faire « la gamme des eaux de Vals ». En citer un exemple, c'est donner la description de tous les autres, et nous avons choisi les Délicieuses (voir le tableau p. 18) parce que ces eaux, utilisées depuis peu, captées avec soin, ont été, l'année dernière, étudiées en détail par notre père. On a pu constater

Analyses.

L'Hermier des Plantes.

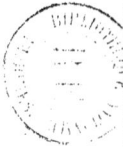

	VICTORINE analysée par O. Henry. 1856.	DÉLICIEUSES 1	3	6	8	MARIE analysée par Dupasquier. 1845.	FAVORITE analysée par Gibaud. 1845.	JULIETTE analysée par O. Henry. 1859.	VOLCAN analysée par Gibaud. 1,65.
Acide carbonique......	0.132	1.047	1 520	0.612	1.650	1.703	1.1370	2.000	1.188
Air (oxygène et azote)..	»	0.009	»	0.024	»	»	»	»	»
Bicarbonate de soude...	3.340	1.355	3.118	6.111	7.530	0.898	4.6474	2.227	0.027
— de potasse...	»	0.022	»	0.494	»	0.029	0.1993	»	0.001
Carbonate de chaux....	0.060	0.026	0.035	0.262	0.330	0.069	0.1554	0.080	0.305
— de magnésie...	0.060	0.050	»	0.094	0.105	0.029	0.1738	0.016	0.068
— de protoxyde de fer...	0.002	0.003	0.010	0.002	0.008	0.008	0.0151	»	0.185
— de lithine....	»	»	»	»	»	»	0.0260	»	»
— de manganèse...	»	»	»	»	»	»	»	»	0.073
Chlorure de sodium....	0.050	0.025	»	0.147	1.155	0.286	0.0676	0.040	»
— de potassium...	»	»	»	»	»	»	0.0363	»	»
Sulfate de soude......	0.050	»	»	»	»	0.067	0.0900	»	»
— de chaux......	»	»	»	0.071	»	»	0.1200	»	»
— de potasse......	»	0.025	»	»	»	»	»	»	»
Silicate, silice.........	»	0.049	»	0.152	0.016	»	0.1040	traces	0.015
Alumine phosph.......	»	»	»	»	»	»	»	»	»
Iodure alcalin........	»	»	»	»	»	»	»	»	»
Arséniate de soude.....	»	»	»	»	»	»	»	»	»
Matières organiques...	»	»	»	»	»	»	»	»	»
Totaux.....	4.294	3.121	4.983	7.759	10.775	3.105	7.8479	4.393	1.865
Poids brut des produits moins le poids de l'ac. carbonique...........	2.562					4.403	6.6900		

DOMINIQUE analysée par O. Henry en 1859.

Acide arsénique...	
Sesquioxyde de fer }	
Chaux et soude...	
Acide silicique...	4.73
Chlore...	
Acide phosphoriq.	
Matières organiq. }	
Acide sulfuriq. libre 1.31	
Silicate acide..... }	
Arséniate acide...	
Sulfate acide.....	0.44
— de chaux...	
Chlorur. de sodium	
Matières organiq.	
Sesquioxyde de fer	

SAINT-LOUIS analysée par O. Henry et Lavigne en 1867.

Silicate de fer	0.0197
— d'alumine......	0.0454
— de manganèse..	traces
— de chaux.......	0.0178
— de soude.......	0.0185
Sulfate de protoxyde de fer	0.0766
— de sesquioxyde de fer	0.0446
— de chaux	0.0320
— de potasse......	traces
— de soude......	0.1125
Chlorure de sodium...	traces
Acide carboniq. sulfur.	indiq.
Phosphate de soude ...	indiq.
Acide sulfurique libre .	0.9990
Arsenic et arsénite...	0.0010
Sulfate de magnésie...	indiq.
Matières organiques...	traces
Total...	0.4647

que ces eaux, pétillantes et d'une saveur aigrelette, font, comme les eaux acides, virer au rouge vineux le papier de tournesol. Le dépôt salin qu'elles abandonnent par l'évaporation a été détaillé dans le tableau que nous donnons.

Ici nous désirons indiquer un procédé que nous extrayons des leçons de M. Marty, pharmacien en chef du Val-de-Grâce; il sert pour obtenir dans sa totalité le gaz carbonique contenu dans une eau minérale.

On prend un tube métallique, ouvert en bas, et à bords tranchants, qui possède une ouverture latérale et une autre supérieure, communiquant avec un tube en caoutchouc qui conduit le gaz dans une éprouvette graduée remplie par une liqueur alcaline. Cet appareil étant introduit dans un récipient rempli d'eau minérale, la partie inférieure tranchante, taille, comme à l'emporte-pièce le bouchon qu'elle perfore, et le gaz que l'on doit doser s'échappe en totalité, par l'ouverture latérale, jusque dans l'éprouvette graduée.

Parmi les eaux bicarbonatées sodiques fortes, une source, la plus ancienne, a été analysée autrefois avec beaucoup de soins par M. Berthier, ingénieur royal des mines : c'est la Marquise.

Nous ne pouvons pas ne point citer les résultats de ce travail trop oublié aujourd'hui. Il fut fait à une époque où l'on ne connaissait à Vals que la Marie, la Camuse, la Marquise, la Dominique. Et encore Berthier (Annales de physique et de chimie, 2ᵉ série, t. XXIV) dit-il de cette dernière : « qu'elle dépose beaucoup d'oxyde de fer, mais n'est pas employée. »

Quoiqu'il en soit, voici les résultats que lui fournit l'analyse de cette source :

MARQUISE.

SELS CRISTALLISÉS.			SELS ANHYDRES.	
9.981 {	9.701	Carbonate de soude neutre....	7.157	} 7.370
	0.160	Muriate de soude.............	0.160	
	0.120	Sulfate de soude	0.053	
0.436 {	0.180	Carbonate de chaux..........	0.180	} 0.436
	0.125	— de magnésie	0.125	
	0.116	Silice	0.116	
	0.015	Oxyde de fer................	0.015	
		Acide carbonique	2.500	
		Total......	10.306	

Les eaux ferrugineuses manganiques du troisième groupe, mises en contact avec du tannin ou des copeaux de chêne, prennent une teinte bleu foncé. A l'air elles se troublent et tout autour de leur pointe d'émergence, elles laissent déposer un sédiment ocreux de sesquioxyde de fer.

Le fer, on le voit, s'y trouve, comme le manganèse, à l'état de carbonate et de sulfate; peut-être des crénates et apocrénates y seront-ils bientôt décelés.

Le dosage du fer, est aisé. On fait évaporer 5 litres d'eau minérale, le résidu traité par l'acide chlorhydrique et le sulfhydrate d'ammoniaque laisse déposer du protosulfure de fer noir que l'on recueille. On filtre, on lave, on traite ensuite par l'acide chlorhydrique au dixième pour obtenir du chlorure de fer, que l'on peroxyde au moyen du chlore, ou en chauffant avec un peu de chlorate de potasse. Ce perchlorure de fer traité à chaud par le chlorhydrate d'ammoniaque et l'ammoniaque caustique laisse déposer de l'hydrate de sesquioxyde de fer que l'on lave, recueille et transforme pour le dosage en oxyde anhydre.

On voit, par les analyses, que l'eau du Volcan, seule, contient une quantité notable de carbonate de manganèse, 0,073 — On n'en trouve que des traces dans la Saint-

Louis et la Dominique. Or, on sait que le manganèse est un bon succédané des préparations martiales. C'est ce qui fait que dans bien des cas, on doit préférer l'eau du Volcan à celles de la Saint-Louis et de la Dominique.

PROPRIÉTÉS PHYSIOLOGIQUES.

INDICATIONS THÉRAPEUTIQUES.

Eaux bicarbonatées sodiques. — Ce n'est pas ici le lieu de rappeler en général les propriétés des alcalins. Les eaux alcalines sont regardées comme altérantes et reconstituantes. Leur premiet effet, dit Cl. Bernard, est de saturer, d'alcaliniser les acides libres de l'estomac; après quoi l'acidité reparait bien vite et le suc gastrique est sécrété en plus grande abondance qu'auparavant. L'administration des alcalins, active et rend plus complète la digestion. D'après M. Mialhe, une partie du bicarbonate de soude, transformé dans l'estomac en lactate de soude, s'introduirait dans le torrent circulatoire où il deviendrait un agent fluidifiant et désagrégeant, mais non spoliateur. En rendant le sang fluide, il lui permet de pénétrer plus avant dans les tissus et dans les acini des glandes, dont il rend les sécrétions plus abondantes; et, d'après Petit de Vichy, cette action désagrégeante et fluidifiante des eaux alcalines contribue, autant que leur pouvoir d'alcaliniser les urines, à faire partir les produits de la gravelle urique.

Les eaux bicarbonatées sodiques faibles peuvent, en outre, être employées avec 'grande abondance sans que l'on ait à redouter la cachexie alcaline, affection que les uns ont niée et que d'autres ont au contraire exagérée. Pour nous, partageant l'opinion de M. le Dr Chabannes, nous ne croyons pas que cette maladie puisse se rencontrer à Vals, parce que les malades accomplissant leur traitement à des sources de minéralisation différente, ces sources se servent mutuellement de correctifs et d'adjuvants. D'ailleurs, jamais les eaux ne sont prises à dose toxique, car plusieurs exemples, comme celui que nous citons en terminant notre travail, ont éclairé depuis longtemps les médecins sur les doses qui ne peuvent pas être ordonnées impunément.

Les eaux bicarbonatées sodiques, aussi bien que les ferrugineuses, contiennent en outre, on le voit, de un à deux volumes et demi de gaz carbonique dont l'action est importante à étudier. On sait que ce gaz ingéré en petite quantité amène des phénomènes d'ébriété qui peuvent aller jusqu'à l'anesthésie. Mis en contact avec la peau, il y produit d'abord une chaleur vive, puis de l'analgésie et de l'anesthésie; il est de plus antiseptique. Aussi a-t-on pu utiliser ces différentes propriétés pour le pansement des plaies. M. Clermont (de Lyon) a dit depuis longtemps à propos des eaux de Vals, que le gaz carbonique y a été souvent employé dans le traitement de lésions organiques ulcérées et particulièrement celles du sein et de l'utérus. Aussi bien à l'intérieur qu'à l'extérieur du corps il fait cesser les souffrances les plus vives, assainit les plaies et les ulcérations de mauvaise nature, ce qui explique les cures si promptes et si remarquables que les eaux de Vals obtiennent dans des états cachectiques même très-avancés. Dans nos observations I, II et III nous verrons l'eau ferromanganique du Volcan employée avec avantage en irrigation continue sur des plaies et tumeurs qui suppuraient depuis longtemps. Nul doute que le gaz carbonique, que cette source contient en assez grande quantité (jusqu'à près de deux volumes), ne soit entré pour beaucoup dans l'amélioration consécutive à l'emploi de ces eaux.

A côté de l'acide carbonique, les eaux de Vals contiennent du chlorure de sodium en quantité variable de 0,02 à 1 gr. 6 par litre. On connait les propriétés physiologiques du sel marin ; les expériences de Boussingault ont prouvé son influence dans l'alimentation ; les éleveurs de bestiaux ne manquent pas d'en donner à haute dose aux animaux qu'ils veulent engraisser. Le sel entre dans la composition de la plus grande partie des liquides de l'économie. Le sang, d'après le professeur Ch. Robin, en contient de trois à quatres parties pour 1000. Enfin le sel s'élimine par les urines et les sueurs. Windt a observé qu'en supprimant le sel de son alimentation, il rendait bientôt ses urines albumineuses, et Claude Bernard pense que l'albumine n'existe pas en liberté dans le sang, mais, qu'unie au chlorure de sodium, elle forme avec lui un albuminate stable. Enfin le sel favorise les actes d'endosmose et d'exosmose, alcalinise la bile, et peut-être contribue-t-il à former l'acide chlorhydrique du suc gastrique. On l'a vanté depuis longtemps dans le traitement de la phtisie et des fièvres intermittentes. Dans les eaux minérales, nous croyons qu'il doit donc avoir une action toute spéciale pour la thérapeutique et qu'il n'est pas indifférent d'administrer le chlorure de sodium en nature, ou dans une eau minérale naturelle.

Nous ne dirons que peu de mots de l'emploi du fer, de l'arsenic, du manganèse dans les eaux de Vals, car cette étude est complète depuis les travaux de M. le Dr Chabannes (étude sur la Dominique, 1862), de M. le Dr Tourrette (de la source Dominique, 1868), de M. le Dr Baron (emploi de l'arséniate de fer), du Dr Durand (étude sur les sels de la Dominique, 1877), du Dr Clermont (étude clinique sur Vals) etc. etc., Nous désirons seulement insister sur l'emploi des boues arsenicoferrugineuses, desquelles tant de chirurgiens affirment

qu'elles sont capables de pousser à la cicatrisation des ulcérations demeurées rebelles à une foule de moyens. Nous avons
voulu fournir une nouvelle preuve à l'appui de cette asser-
tion, ainsi qu'il résulte des observations que nous allons rapporter et dans lesquelles l'application, *loco dolenti*, de boues
ferro-arsenicales manganiques, a constitué une grande partie
du traitement.

OBSERVATION I.

J. J. C., ancien soldat au 69°, âgé de 28 ans, a été blessé le 14 août 1870,
par une balle qui lui a traversé la jambe droite de part en part, au tiers
supérieur, et causé une fracture comminutive du tibia et du péroné. Le
fragment supérieur de ces deux os a donné lieu à la formation de plusieurs
esquilles. Celles-ci, jouant le rôle de corps étranger, ont empêché, jusqu'à
ce jour, 20 juillet 1877, la cicatrisation des ouvertures d'entrée et de
sortie. Dans les premiers jours de ce mois, l'inflammation revient dans la
plaie à l'état aigu, plusieurs fragments des extrémités osseuses fracturées
ont été nécrosés et sont mobiles au fond de la plaie qu'ils irritent. Le
membre est tuméfié, douloureux, la peau rouge et luisante. Le malade
souffre de fièvre et de frissons, il est très-amaigri. On songe alors, comme
dernière ressource à opérer l'amputation. Notre père appelé à ce moment,
s'y oppose, et se borne à pratiquer à sa partie postérieure, où une fluctua-
tion profonde est perçue, deux larges contre-ouvertures, par où s'écoule
en abondance un pus fétide et mal lié. Mais le pus continuant néanmoins à
fuser entre les diverses couches des muscles de la région postérieure de la
jambe jusqu'à quelques travers de doigt au-dessus des malléoles, le membre
entier redevint chaud et de couleur violacée. Le malade vit redoubler ses
petits accès de fièvre, quotidiens depuis quelques jours et son appétit fut
complétement perdu. Comme il était aisé de surveiller le malade chaque
jour, on employa l'eau ferro-manganique arsenicale du volcan d'Aizac, en
irrigation continue, en même temps qu'elle fut donnée à l'intérieur comme
unique boisson; puis, les boues de cette source, convenablement préparées,
furent appliquées sur le membre malade.

Au bout d'un mois de ce traitement, l'amélioration fut sensible, les
lavages continuels, l'usage de ces boues si bienfaisantes et l'administration au dedans des eaux du volcan avaient fait disparaître non-seulement tous les symptômes phlegmoneux, mais les ouvertures de la plaie

étaient couvertes de bourgeons charnus de belle couleur et quelques semaines plus tard la cicatrisation était près de se terminer, en même temps que l'état général du malade était excellent.

OBSERVATION II.

Le jeune P..., d'Antraigues (Ardèche), est âgé de 11 ans. Cet enfant est scrofuleux, il a eu pendant ses premières années des croûtes persistantes dans les cheveux, les ganglions cervicaux ont été engorgés et les cicatrices qu'ils ont laissées, montrent que depuis peu de temps à peine ils ont cessé de suppurer. Cet enfant séjourne nuit et jour dans un atelier sombre et humide où il dépérit de plus en plus. Bientôt il se plaignit de ressentir des douleurs sourdes et continues au genou gauche; les parents maintinrent pendant deux ans, sur la partie malade, des vésicatoires volants, en même temps qu'ils administraient l'huile de foie de morue à l'intérieur. L'état du malade continuant à empirer, on nous appelle pour examiner le malade en juillet 1877. Nous constatons que le membre tout entier, depuis la cuisse, est le siége d'une vive douleur; la jambe est dans une demi-flexion, l'articulation du genou est gonflée, la peau mince, violette; à la partie inférieure de la tuméfaction, deux trajets fistuleux qui laissent écouler du pus, permettent d'introduire un stylet qui arrive jusqu'au tibia à son extrémité supérieure; l'on perçoit dans le périoste et l'os, de nombreuses petites vacuoles par où s'écoule un pus sanguinolent. Les ligaments de l'articulation sont quelque peu relachés, car on peut obtenir quelques mouvements anormaux.

Sans plus tarder, le malade étant soumis au sommeil anesthésique, les abcès fistuleux circonvoisins de l'articulation furent mis au jour en élargissant avec le bistouri la voie ouverte à l'écoulement du pus. Le foyer des abcès fut touché en tous sens avec le cautère actuel, la position vicieuse de la jambe réduite, et le membre immobilisé dans une gouttière de Bonnet. On pratique l'irrigation continue avec l'eau froide ferro-manganique du Volcan que l'on ordonne en même temps chaque jour à l'intérieur. Les suites de l'opération furent heureuses; on eut peu d'inflammation, la suppuration persista pendant quelques semaines, mais elle diminuait chaque jour. On applique les boues du Volcan sur le genou et la jambe. Pendant ce temps, des bourgeons charnus se forment, et au bout de quatre à cinq mois on a pu obtenir une guérison de la tumeur blanche, sans ankylose, le jeune malade ayant conservé seulement un peu de raideur articulaire et de faiblesse dans le membre. L'état général s'est surtout beaucoup amélioré, la peau est devenue fraîche et rose, la maigreur a fait place même à un certain embonpoint, les forces sont bien revenues et l'enfant toujours soumis à l'emploi journalier de l'eau du Volcan en boisson, se développe à merveille.

Obs. III. — Paralysie atrophique consécutive à une coxalgie
chez un scrofuleux.

La jeune M. L..., de Saint-Remèze, âgée de 13 ans, scrofuleuse, a eu une
coxalgie à la suite de laquelle se déclara, d'après une note que donna
M. Ollier chirurgien des hôpitaux de Lyon, médecin de cette jeune fille,
une « paralysie atrophique du membre portant principalement sur les
muscles de la région postérieure et externe de la jambe, » en même temps
que M. Ollier prescrivait : « l'excitation des muscles paralysés par l'élec-
trisation localisée, appliquée en particulier dans les régions animées par le
sciatique poplité externe. »
Cependant l'atrophie musculaire faisait des progrès, d'autant plus que le
membre raccourci amenant une claudication pénible, la jeune fille gardait
la chambre; et quand nous l'avons examinée, le 5 septembre dernier, nous
l'avons trouvée profondément anémiée, pâle, maigrie, languissante. Les
muscles soléaire et jumeaux étaient rétractés, raccourcis et atrophiés, ceux
de la région antérieure agissant seuls, le talon était relevé ainsi que le
bord interne du pied, la marche avait lieu sur la partie antérieure et latérale externe du pied devenu ainsi pied-bot varus équin.
Le membre fut redressé d'abord par la section sous-cutanée des tendons
des muscles rétractés et atrophiés. L'opération fut faite rapidement et
sans aucune hémorrhagie. Le pied étant alors ramené dans la position normale on le maintient par un appareil, on pratique le massage électrique et l'on
emploie tous les moyens hydrothérapiques spéciaux, fournis par notre Délicieuse la plus forte. L'eau du Volcan fut administrée intus et extra. Les
boues de cette source furent, en outre, appliquées sur la jambe malade.
Trois semaines plus tard, l'amélioration de l'état général était remar-
quable, la malade mangeait, digérait bien, le caractère était devenu gai et
enjoué, les yeux vifs; la jambe malade était seulement toujours amaigrie.
A la région postérieure, la saillie du mollet est peu marquée. On prescrit
à la jeune fille de marcher autant que ses forces le permettent, afin que
l'exercice musculaire aide à l'excitation par l'électricité et l'hydrothérapie.
On fait construire un appareil orthopédique qui maintient le pied dans une
bonne position. L'usage de l'eau du Volcan est continué régulièrement
chaque jour à dose fractionnée et quand, après notre congé, nous avons
quitté Vals, la santé de Mlle M. L. était en bonne voie de rétablissement.
Nous avons appris, depuis, que les forces continuaient à s'accroître, que la
marche n'était plus du tout gênée, et que l'état général était en somme très-
satisfaisant.

La dernière saison a fourni encore d'autres exemples de

guérisons obtenues par les eaux ferro-manganiques de Vals, employées comme toniques et fortifiantes, et aussi pour conjurer les complications qui augmentent souvent la gravité du pronostic dans beaucoup d'affections médico-chirurgicales.

C'est ainsi que pour le jeune malade qui fait le sujet de l'observation II, l'état anémique était tel que notre père, tout en croyant, aussi, qu'une amputation deviendrait bientôt indispensable, s'est refusé à la faire, car la constitution faible et cachectique du malade faisait craindre des suites funestes.

Nous n'avons malheureusement pas le détail de plusieurs autres opérations faites par notre père dans la saison dernière, chez de jeunes malades chloro-anémiques et scrofuleux. L'opération fut précédée et suivie, dans tous ces cas, de l'administration des eaux ferro-manganiques et ozonifiées à l'intérieur, de l'application des boues des mêmes eaux à l'extérieur, en même temps que les eaux étaient employées encore en bains, douches, etc., c'est-à-dire par tous les moyens hydro et électhro-thérapiques. Nous n'avons pu qu'effleurer un sujet qui nous demande encore de sérieuses études.

Obs. IV. — Dyspepsie acide.

M. T..., du Teil (Ardèche). — Ce malade est fils et frère de rhumatisants. Lui-même a possédé une bonne constitution jusqu'à l'âge de 22 ans. A cette époque, il a souffert d'une gastro-entérite qui, depuis lors, l'a toujours laissé constipé et souffrant dans la région abdominale. En 1876, il a eu une dyssenterie qui a duré pendant six mois.

Le malade est examiné à Vals le 25 juin 1877. Il se plaint de vives et continuelles douleurs d'entrailles, dès qu'il s'adonne plus constamment à ses travaux, qui pourtant ne le fatiguent pas dans la région abdominale; ses urines sont rouges et sédimenteuses; les digestions longues et difficiles s'accompagnent de fortes coliques. Le matin le malade a des vomissements pituiteux, puis acides, en même temps qu'une vive sensation de sécheresse au fond de la gorge. La langue est blanche, et chargée de matières saburrales.

On prescrit : Délicieuse n° 1, à prendre par quart de verre, tous les quarts d'heure, de sept à neuf heures, chaque matin, à jeun. Autant le soir, de trois à cinq heures ; nourriture légère : potages et bouillons gras ; eau de la Délicieuse, coupée avec du vin, à chaque repas ; promenades courtes et fréquentes.

Le 28 juin le malade se sent mieux, les digestions sont devenues plus faciles et l'appétit augmente. On prescrit quatre verres de la source de la Tine du Voltour à prendre le matin en plusieurs doses, et deux verres le soir.

Le 1er juillet l'appétit s'accentue davantage. Cependant le malade est maintenu au régime. Les selles sont régulières, les vomissements disparus, il existe encore quelques douleurs erratiques. On ordonne alors pendant deux minutes, des douches en pluie sur tout le corps avec la source Intermittente, l'usage de l'eau du Voltour est continué.

Dans les jours suivants l'état du malade continue à s'améliorer ; il ne souffre plus du tout, les urines sont copieuses et limpides ; le traitement est continué néanmoins ; après chaque douche le malade fait une promenade plus longue qu'au début ; il quitte la station en fin juillet, et depuis lors la guérison s'est maintenue.

Obs. V. — Constipation opiniâtre.

Mlle N. J..., de Saint-Martin de Valgalgues, (Gard), 24 ans. — N'a pas eu d'autres maladies que de l'eczéma dans les cheveux et derrière les oreilles, jusqu'à l'âge de 10 à 12 ans. Réglée à 13 ans, elle l'a été régulièrement jusqu'à 18. Dès cette époque les règles sont précédées et accompagnées de coliques violentes, céphalalgie, et constipation opiniâtre sur laquelle les purgatifs restaient sans action. En outre, elle éprouve une violente émotion : le tonnerre éclate dans la chambre où se trouvait la malade, et sa mère meurt subitement. Les règles sont alors suspendues pendant près d'un an. En même temps, l'état général s'aggrave, la mélancolie est continuelle, l'inappétence est complète et la constipation invincible.

Quand la malade se présente à Vals, le 2 juillet 1878, elle se plaint en outre de palpitations de cœur, nerveuses et violentes, la langue est sèche, pâteuse et saburrale le matin, l'haleine fétide, la peau tantôt sèche et aride, tantôt inondée de sueurs profuses, la soif vive. Insomnie à peu près complète.

On ordonne un demi-verre, sources Victorine et Marie alternées, de dix en dix minutes, pendant deux heures, le matin, et une heure, l'après-midi.

Le 5 juillet, les règles arrivent, insuffisantes et douloureuses comme d'habitude ; on prescrit alors l'eau du Voltour, à prendre pure, matin et soir, et aussi pendant les repas.

Le 11, les sueurs sont abondantes, l'appétit et le sommeil reparaissent, mais la constipation persiste. On continue l'usage de l'eau minérale, à doses fractionnées et prises pendant tout le courant de la journée.

Le 16 juillet, une première selle se produit, le traitement est continué pendant un mois encore, et les fonctions reprennent leur cours régulier.

Obs. VI. — Constipation opiniâtre.

Mme C..., 23 ans. — Tempérament lymphatique. Réglée à 15 ans, avec coliques et leucorrhée qui reviennent à chaque époque menstruelle. Mariée à 19 ans, Mme C... a éprouvé pendant chacune de ses grossesses, des digestions lentes et laborieuses, en même temps qu'elle a pris l'habitude d'une constipation qui est devenue continuelle et a résisté à tous les moyens que M. le Dr Berne, qui l'adresse à Vals, a pu employer.

Le 10 août, nous ordonnons un quart de verre de la source Marie, à prendre chaque dix minutes, pendant deux heures, en faisant entre chaque dose un exercice continuel. Le soir la malade prendra trois demi-verrées de l'eau des Délicieuses n° 1 et une verrée du Voltour, en sortant d'un grand bain de l'Intermittente mitigée.

Le 14, aucun changement ne s'est produit. On fait continuer le traitement.

Le 15, l'appétit a augmenté, les coliques sont moins vives, la malade n'éprouve plus de borborygmes.

Le 18, première selle, accompagnée de douleurs et d'un peu d'hématémèse. — Continuer les bains et l'eau minérale en boisson.

Le 21, le mieux s'accentue, les fonctions s'accomplissent plus régulièrement, l'exercice et la promenade prescrites, qui étaient autrefois pénibles, se font avec plaisir, l'appétit continue. On prescrit un régime végétal pour la plus grande partie.

Le 24, on emploie des douches froides en pluie fine sur le dos et la région lombaire, pendant une minute. Après la douche, promenade de réaction pendant une heure. Et l'on répéte ainsi chaque jour en faisant boire à doses fractionnées et répétées : Délicieuse 3, Favorite et Voltour, en alternant. La guérison est complète au bout de quelques jours. Mme C... devient enceinte quelques semaines plus tard et sa grossesse, même, ne s'accompagne plus cette fois de constipation.

Obs. VII. — Dyspepsie. — Constipation.

Mme R..., d'Avignon, âgé de 28 ans. — Tempérament lymphatique, a eu dans sa jeunesse du psoriasis sur les articulations. Réglée à 11 ans, mariée à 22 ans, elle perd son mari au bout de quelques mois.

Dès cette époque, la malade est plongée dans la mélancolie. Les époques menstruelles sont rares et s'accompagnent de violentes douleurs dans la région lombaire et au creux épigastrique. En même temps, les digestions sont lentes et pénibles, s'accompagnent de pyrosis, ballonnement du ventre ; l'appétit se perd totalement et des vomissements bilieux viennent tous les deux ou trois jours, ils suivent aussi chaque repas. La constipation est ordinaire, les urines sont rares, rouges et sédimenteuses. Leur émission s'accompagne de vives douleurs au bas-ventre. Le 10 juillet 1877, le malade est envoyée dans cet état à Vals, par M. le Dr Villard, médecin des hôpitaux d'Avignon.

On ordonna la source Marie, à prendre par quarts de verre, de dix en dix minutes le matin, pendant deux heures, deux verres le soir. Deux grands bains à l'eau de l'Intermittente mitigée.

Le 23, le mieux est prononcé, la digestion est plus facile et l'appétit se prononce. En même temps le caractère et l'humeur de la malade s'égalisent, la tristesse, qui était insurmontable, se dissipe. On fait prendre alors Délicieuse nº 1 et Favorite.

Le 26, l'amélioration persiste, les douleurs lombaires et stomacales ont diminué, la céphalalgie aussi ; les digestions sont régulières et faciles, les urines claires et abondantes. La malade continue l'usage des bains d'Intermittente, et de la Favorite et Délicieuse en boisson, elle se promène deux heures le matin et le soir. La guérison paraît complète au bout de cinq semaines, Mme R... retourne à Avignon, et le mieux-être a persisté depuis.

On voit que dans ces différentes formes de dyspepsie les eaux à minéralisation très-faible sont celles qui produisent les meilleurs résultats. Le gaz carbonique qu'elles contiennent en abondance stimule la muqueuse digestive, en même temps que par ses propriétés anesthésiques il calme les douleurs. Il ne faut pas oublier cependant que chez les femmes délicates et impressionnables ce gaz produit d'abord de la somnolence, de la céphalalgie, de l'ébriété quelquefois. Aussi l'administration des eaux, même les plus faibles, doit être surveillée avec soin. Notons encore l'accroissement presque subit de l'appétit qui se produit dès le début du traitement et cela presque constamment. Le médecin doit s'opposer aux désirs du malade qui voudrait se nourrir outre mesure, sans quoi de nouvelles aggravations pourraient apparaître bientôt.

OBS. VIII. — Gastro-entérite, chronique et leucorrhée

Mlle M. L...; du Creuzot, âgée de 25 ans, réglée à 15 ans, n'a pas eu de maladie pendant son enfance, mais, depuis deux ou trois ans, les menstrues s'accompagnent de douleurs très-vives dans les régions lombaire et hypogastrique. La miction est constamment pénible avec sensation prurigineuse intense. Les urines sont rares, rouges et sédimenteuses. En même temps une leucorrhée abondante persiste pendant 15 jours chaque mois, précédant et suivant les époques menstruelles.

L'appétit est complétement perdu depuis cette époque. L'estomac est le siége de douleurs vives, lancinantes, revenant par accès. Toute la région abdominale est sensible à la pression, ballonnée et donne à la percussion une sonorité tympanique. Le matin, la malade éprouve des renvois acides, et quelquefois des vomissements verts, bilieux. La bouche et le pharynx sont secs, rouges, la langue couverte de matière saburrale. Les selles sont rares, douloureuses et s'accompagnent le plus souvent d'hématémèse et de chute du rectum, d'autres fois une débâcle se produit et la diarrhée persiste pendant plusieurs jours de suite.

Arrivée le 10 juillet, la malade est envoyée à la source Marie, qu'elle prend, électrisée, par quart de verrée de cinq en cinq minutes, trois fois par jour pendant une heure. Elle est soumise en même temps au régime, avec potages et bouillons gras seulement toutes les trois heures. Le soir, pendant les trois premiers jours elle prend un bain d'eau douce, dans la Volane, les jours suivants des bains de l'Intermittente mitigée, et au bout de huit à dix jours, des bains d'eau minérale pure, en même temps qu'elle prend une douche vaginale chaque jour.

Au bout de dix jours, les douleurs, les vomissements ont sensiblement diminué; l'anorexie persiste néanmoins, et la constipation alterne encore avec la diarrhée. On donne la Délicieuse à 3 grammes et l'eau du Voltour, toujours électrisées, avec Délicieuse à 7 grammes pour injections vaginales.

Le 25 juillet, les digestions sont devenues plus faciles, l'appétit a reparu; la leucorrhée a notablement diminué, mais n'a pas encore complétement disparu. La malade quitte néanmoins la station, mais fait un usage journalier de l'eau de la Délicieuse à 7 grammes. On a pu constater, au bout de trois mois, que la guérison est complète et stable, même pour la leucorrhée.

Obs. IX. — Chloro-anémie. — Due à l'obligeance de M. le Dr Vauthier, de
Bruxelles, membre de la Société d'hygiène de Paris.

Mme de P..., de Bruxelles, atteinte de dyspepsie liée à un état profondément anémique par suite de peines morales et de l'allaitement d'une petite
fille, avait essayé l'emploi des préparations ferrugineuses les plus variées
et les plus en vogue, sans pouvoir en supporter aucune; sa maladie se
compliquait d'une constipation opiniâtre. Je fis supprimer toutes les préparations pharmaceutiques et lui ordonnai l'eau minérale du Volcan de
Vals.

L'action a été immédiate; dès les premiers jours, les digestions étaient
meilleures, les garde-robes faciles, et maintenant, après quinze jours de
régime, l'appétit est excellent et l'état anémique tend à disparaître. —
Dr Vauthier, 19 novembre 1878.

Obs. X. — Leucorrhée. Chloro-anémie. Stérilité.

Mme M. R..., d'Alais, a vu sa mère mourir phthisique il y a dix-huit
mois. Elle-même est d'un tempérament lymphatique, elle a eu des adénites
cervicales pendant son enfance, et a souffert longtemps d'un psoriasis
généralisé. Réglée à 14 ans, elle éprouve à chaque période menstruelle de
vives douleurs lombaires, le sang abondant et pâle, tache à peine le linge
en rose. La malade, qui a aujourd'hui 24 ans, a été mariée à 15 ans, et n'a
jamais eu de grossesse, mais depuis son mariage, une leucorrhée abondante est survenue, s'accompagnant, depuis deux ans, de douleurs très-
vives à l'hypogastre; l'abdomen ballonné est très-sensible à la pression.
Dès ce moment, les menstrues sont supprimées et remplacées par de vives
souffrances qui durent pendant une semaine au moment de chaque époque,
avec des pertes leucorrhéiques abondantes, en même temps que la miction est
très pénible et la constipation opiniâtre. A la suite d'une blépharo-conjonctivite double, les points lacrymaux et le canal nasal sont obstrués, et dès
que cette dernière affection est améliorée, M. le Dr Magnin envoie
Mme M. R... à Vals-les-Bains. On ordonne alors l'eau de la Marie et
la Délicieuse à 1 gramme, à prendre matin et soir en alternant et à doses
toujours fractionnées.

La malade qui nous était arrivée le 6 juillet, avec quelques compagnes
moins scrupuleuses sur l'emploi des petites doses, veut, comme elles,
prendre ses eaux par pleins verres, et elle éprouve, deux jours après, une
courbature générale, avec douleur dans tout le côté gauche, palpitations de
cœur très-violentes, mais sans aucun symptôme d'affection organique. La
leucorrhée est plus abondante que jamais et la miction très-douloureuse.

Mme M. R..., prend alors, plus sagement, l'eau de la Marie alternée avec la Saint-Louis-des-Bois, bain de siége avec l'eau de l'Intermittente et douche vaginale; le soir, deux demi-verres de la source Victorine. Diète, avec aliments légers seulement.

Le 10, même état; la blépharo-conjonctivite a reparu, on ordonne un cataplasme émollient, mais les urines sont devenues abondantes, claires et alcalines, leur émission n'occasionne pas de douleur. Même prescription. Remplacer la Saint-Louis par la Délicieuse à 3 grammes.

Le 14, l'amélioration se maintient. La malade souffre seulement de constipation, on ordonne alors l'eau plus magnésienne de la Tine du Voltour à prendre matin et soir.

Le 18, les règles s'annoncent par un accroissement des douleurs abdominales. On ordonne l'eau du Voltour seule, à dose fractionnée. L'hémorrhagie menstruelle se produit alors régulièrement, la leucorrhée diminue, les urines sont toujours abondantes et alcalines.

Le traitement est continué encore pendant quelques jours, puis à domicile. L'amélioration a persisté depuis, et Mme M. R..., a pu devenir grosse pour la première fois après 7 ans de mariage, six semaines après son retour des eaux.

Cette observation nous montre un exemple de l'aggravation dans les symptômes, qui suit quelquefois le début du traitement aux eaux minérales. Ce fait est loin d'être unique, mais le résultat prouve que quand l'emploi d'un moyen thérapeutique semble bien indiqué, savoir attendre avec patience est un mérite, et que l'on peut continuer quand même le traitement en diminuant seulement les doses, et surveillant son malade avec attention.

On peut encore conclure de ce fait que les eaux les plus faibles paraissent encore quelquefois être trop fortes pour certaines organisations délicates.

Obs. XI. — Coliques néphrétiques et gravelle urique.

M. P. C..., négociant à Lyon, 26 ans, bonne constitution. Ce malade est obligé, par son état, à fréquenter les marchés et les foires, où il a abusé fréquemment, depuis plusieurs années, de viandes excitantes comme le porc salé, en même temps qu'il s'adonne avec excès aux boissons alcooliques, surtout aux vins généreux. Il a d'abord uriné difficilement, puis l'urine à laissé déposer d'abondantes concrétions jaune rougeâtre. Le Dr Berne, de Lyon, ordonne les eaux de Vals que le malade prend d'abord à domicile. Amélioration passagère seulement, d'autant plus que le malade continue son genre de vie, ses excès de viande et de boisson. Des coliques néphrétiques intenses apparaissent à plusieurs reprises en janvier dernier et persistent pendant une journée chaque fois. Pendant la crise, le malade urine avec peine, il éprouve des douleurs effroyables dans la région lombaire droite, ces douleurs s'irradient dans la vessie et la cuisse droite. Les crises reviennent à intervalles irréguliers. Le malade arrive à Vals le 14 août.

Prescription. Délicieuse 3mo, 4 demi-verres le matin, Juliette 2 demi-verres le soir, bains de l'Intermittente mitigée, Délicieuse 1re aux repas. Régime végétal. Suppression des alcools.

Le 17, légère amélioration. Les urines sont plus limpides, les graviers ont diminué de volume, l'appétit est vif. Même prescription, même régime.

Le 20, l'amélioration augmente, les urines sont très-abondantes. On ordonne Délicieuse 5e au lieu de Délicieuse 3e. Pour le reste, même prescription.

Le 23, le mieux persiste. On ordonne Marquise et Favorite en alternant et à doses toujours très-fractionnées. Le malade se promènera pendant la plus grande partie de la journée.

Le 30, le malade n'éprouve plus de douleurs en urinant. Les urines sont abondantes, on n'y trouve ni sables ni graviers. Même régime, même traitement. Au bout de quelques jours, il quitte la station complétement rétabli. Revu cet hiver, il y a un mois, on constate que la guérison s'est bien maintenue.

Obs. XII. — Psoriasis herpétique. — Aménorrhée.

Mlle E. P..., 18 ans, de constitution robuste, pléthorique, réglée à 13 ans abondamment, souffre depuis cette époque d'un psoriasis aigu généralisé sur tous les membres et revenant chaque année à des périodes régulières. — L'apparition du psoriasis a été suivie d'abord de dysménorrhée, avec céphalalgie, douleurs dans la région stomacale, coliques et anorexie.

Depuis un an l'aménorrhée est survenue à la suite d'une vive frayeur. Ce psoriasis persistant, la malade arrive à Vals dans les premiers jours de juillet.

Prescription : Délicieuse 1re, Saint-Louis et Favorite, à prendre par demi-verrées, en alternant de vingt en vingt minutes, pendant tout le courant de la journée. Bains à l'Intermittente.

Le 16 juillet, les menstrues ont reparu, l'amélioration est notable, les douleurs abdominales, les migraines ont disparu, les plaques de psoriasis ont diminué d'étendue et disparaissent enfin.

L'Hermier des Plantes.   3

Quelques jours après la malade veut quitter la station parce qu'elle se croit guérie. Mais connaissant la persistance de son affectton, n'est-il pas permis de craindre un nouveau retour pour la saison prochaine?

OBS. XIII. — Elephantiasis des Arabes.

Cartier (Joseph), forgeron aux usines de Bessèges, âgé de 58 ans, forte constitution, mais toujours très-mal nourri, eut la gale à 18 ans, une pneumonie à 23 ans, et reçoit sur le pied gauche une enclume de 150 kilogrammes, le 25 juillet 1870. Il eut alors une plaie contuse du pied. A la suite, la peau de la région et le tissu cellulaire sous-cutané se sont tuméfiés par plaques circulaires mamelonnées qui s'obscurcirent, devinrent pruriteuses et brûlantes. Le membre entier se tuméfia. Trente jours après l'accident on vit, vers le tiers antérieur et inférieur de la jambe, apparaître une petite ulcération blafarde, bourgeonnée, tuberculeuse et de couleur violet sombre, mesurant bientôt jusqu'à 20 centimètres de diamètre. Cette ulcération n'était point variqueuse, mais occasionnait au malade des douleurs aiguës. Il semblait, nous disait le pauvre Cartier, qu'un éclair de feu s'élançait du milieu de la plaie, en même temps que l'on voyait des traînées rouges remonter vers la cuisse. Peu à peu, la tuméfaction tuberculeuse occupa successivement le membre inférieur gauche, puis les ganglions du pli de l'aine de ce côté, ceux du côté opposé et enfin le membre inférieur droit fut également envahi. Bientôt une ulcération semblable se forma sur la jambe droite. On eut alors deux larges plaies mamelonnées et sanieuses, à odeur infecte, occupant les deux tiers inférieurs de chaque jambe, toujours sans aucune varice. — En même temps survenaient les symptômes généraux de cette maladie, rare il est vrai sous nos climats, mais que le voisinage des villes mortes ichthyophages montre encore trop fréquente. Sensation de torpeur, d'engourdissement dans tous les membres, insensibilité à la douleur provoquée, tristesse insurmontable, chute des poils et des cheveux, urine rare et jumenteuse, digestions pénibles, anorexie. La partie inférieure du corps avait doublé au moins de poids et de volume, la peau et le tissu cellulaire étaient durcis et hypertrophiés; à la face même les paupières, les ailes du nez et les lèvres, de couleur lie de vin, étaient parcourues par des vaisseaux variqueux, tout enfin démontrait que l'on était en présence de la lèpre éléphantine. — Les eaux de Vals avaient déjà été employées sans grand succès. Néanmoins, on ordonne encore des bains à l'eau courante dans la Volane, application de l'électricité localisée, lotions avec Délicieuse 7e, applications répétées sur les membres inférieurs des boues du volcan d'Aizac.

Au bout d'une dizaine de jours, la sensibilité avait reparu et les douleur fulgurantes, le ruban inflammatoire aussi. Nous faisons alors transporter le malade à Neyrac, près Vals, où nous lui faisons prendre pendant un mois les bains de la source Jaune qui émerge avec 27 degrés de chaleur. En fin août le malade nous quitte plus tôt que nons l'eussions désiré, mais l'amélioration était immense. La peau était revenue à sa coloration normale, les jambes avaient énormément diminué de volume, les ulcérations étaient cicatrisées, l'état général bien meilleur. Le malade fait alors usage, à domicile, de nos eaux minérales et continue les applications de boues du Volcan.

Quelque temps après le médecin des usines et hauts-fourneaux de Bessèges venait nous annoncer que la guérison était complète.

Obs. XIV. — Cachexie palustre.

G. L..., de Porto-Rico (Antilles), âgé de 43 ans, souffrait déjà d'une gastrite chronique, lorsque, à 23 ans, il se rendit aux Antilles; la traversée fut pour lui très-douloureuse; à son arrivée, il se vit atteint, au bout de quelques jours, d'accès de fièvre pernicieuse à forme ataxique qui, disparaissant au bout de quelques semaines, laissent G. L... jouir pendant dix ans d'une bonne santé, et faire encore une fois le voyage de France. Mais à son retour aux Antilles, après une saison de chasse dans des marécages, les accès pernicieux reviennent et persistent pendant dix-huit mois, au bout desquels le malade veut revenir en France pour changer de climat et se faire soigner. Dans les premiers jours de son arrivée les accès de fièvre ne paraissent pas, mais une diarrhée fréquente, des douleurs dans la région stomacale, des vomissements continuels laissent le malade profondément débile. Le sulfate de quinine dont il avait usé longtemps et à haute dose n'avait plus sur lui aucun effet, et M. le Dr Poignet, son médecin à Paris, l'envoie à Vals.

A son arrivée le malade use d'abord sans mesure, pendant un mois, des eaux de la Dominique, de la Marquise et de la Chloé sans obtenir de résultat; ses forces vont, au contraire en décroissant, la diarrhée persiste, et, quand nous l'examinons pour la première fois, le 12 juillet 1878, nous constatons que le foie déborde les fausses côtes de plusieurs travers de doigt. La rate aussi est hypertrophiée, l'estomac très-sensible au toucher; on perçoit du gargouillement dans les fosses iliaques. La peau est livide et terreuse, l'émaciation extrême.

Dans ces conditions, l'eau ferro-manganique arsenicale de la source Saint-Louis-des-Bois, toujours électrisée, nous a semblé être appropriée à cet état cachectique. On la fait prendre au malade par demi-verrées, en alternant toutes les vingt minutes avec la source Favorite. On prescrit un régime nutritif et reconstituant, des douches en pluie le matin et de l'exercice corporel jusqu'à sensation de fatigue.

Un mois plus tard les forces étaient revenues avec l'appétit et la diarrhée avait disparu; cependant la persistance d'une partie de l'hypertrophie du foie ne nous a pas permis d'affirmer l'existence d'une guérison radicale et complète, autrement que par l'affirmation du malade, contenue dans toutes ses lettres.

OBS. XV. — Syphilis. — Cachexie palustre.

M. S. H..., 32 ans, bonne constitution, a eu à 20 ans un chancre induré, à la suite duquel il a eu des syphilides papuleuses, en même temps qu'il a perdu un moment les cheveux. Depuis un an ce malade souffre d'accès violents de fièvre tierce, contre lesquels il a employé la gentiane, le quinium et le sulfate de quinine à haute dose. Tout cela sans résultat. Les accès n'ont jamais cessé. Il arrive à Vals dans les premiers jours de juillet 1877, il est pâle, le teint subictérique, le pouls irrégulier, petit, dépressible; anorexie complète, langue jaunâtre, desséchée; le foie, la rate sont hypertrophiés.

On ordonne d'abord Délicieuse 1 par demi-verres, de demi-heure en demi-heure, avec bouillons et potages pour toute nourriture. — Ensuite on emploie l'eau ferro-arsenicale, de la Saint-Louis-des-Bois, par demi-verres tous les quarts d'heure, et le malade fait chaque jour une promenade de deux heures.

Les accès de fièvre persistent d'abord comme avant le début du traitement. Au bout de quinze jours, cependant, ils commencent à être plus faibles, la période de frissons est moins accentuée.

Dans les premiers jours d'août on fait prendre les douches en pluie fine sur la poitrine, le dos et les membres inférieurs. L'eau de la Saint-Louis est continuée, les accès continuent à être plus faibles. Depuis le 5 jusqu'au 11 le malade n'a pas eu d'accès; il s'est plaint de pleurodynie à gauche. Les douches avec l'eau minérale l'ont fait disparaître. Les promenades sont plus longues, le malade mange et digère mieux, la teinte subictérique diminue. Mais, le 11, un nouvel accès revient plus violent que les précédents. On fait prolonger chaque matin les douches avec l'eau de l'Intermittente, en même temps que l'on augmente la durée de la réaction. Le 14, l'accès n'est pas revenu. On fait prendre l'eau du Voliour à doses fractionnées. Le 16, le malade quitte les eaux; il n'est pas guéri, car les organes sous-diaphragmatiques, foie et rate, sont toujours tuméfiés, mais l'état général est meilleur, la nutrition se fait mieux, le teint est devenu normal. Les accès de fièvre ayant diminué en fréquence et en violence, le malade, qui promet de continuer son traitement à domicile, est, en somme, en bonne voie.

Obs. XVI. — Cachexie palustre.

M. G... de F..., employé supérieur aux lignes télégraphiques algériennes, 47 ans, a eu les fièvres intermittentes, type quotidien, depuis plus d'un an, sur les côtes d'Afrique. Il arrive à Vals dans un état d'émaciation et de faiblesse tels qu'il est forcé de garder le lit. Le foie est énorme, ainsi que la rate, les membres inférieurs sont œdémaciés, les urines rares, très-rouges, l'appétit nul. La Favorite est employée, pendant plus d'un mois, chaque jour à doses répétées et toujours fractionnées. Au bout de cinq semaines les forces sont rétablies, le malade se lève, marche, a repris l'appétit ; il va lui-même à la source boire les eaux. Les accès de fièvre n'ont pas reparu, mais il conserve encore beaucoup de maigreur, et le foie et la rate sont encore volumineux. Attiré à Paris, il y continue son traitement, selon nos indications, avec la seule Favorite. Nous l'y retrouvons et nous pouvons constater avant son départ, la grande diminution de volume de ses organes aujourd'hui nullement hypertrophiés, et le retour de son primitif embonpoint.

« Quand l'économie se montre rebelle à la quinine, et dans les formes de névralgies palustres dites congestives, les arsenicaux peuvent avoir des résultats avantageux ; ils semblent même s'opposer mieux que la quinine aux récidives ; ils donnent surtout des résultats excellents dans les circonstances où les malades depuis longtemps minés par la fièvre, émaciés, anémiés, n'ont plus d'accès proprement dits, mais sont tombés dans une cachexie véritable. »

Ainsi s'exprime notre regretté professeur M. Gubler, dans ses leçons de thérapeutique. Les cas d'impaludisme que nous venons de citer, et que nous aurions pu multiplier encore, répondent à ces indications. L'eau ferro-manganique arsenicale du Volcan, et celle de la Saint-Louis contiennent en outre de l'arsenic, des principes toniques qui les rendent plus aptes, que les liqueurs de Pearson et de Fowler, à combattre l'état de marasme et de cachexie des victimes de l'impaludisme.

Oss. XVII.

M. L. C..., propriétaire à Saint-R..., 47 ans (décédé), a eu la gale, il y a quelques années, et conserve encore du psoriasis de la face. Il souffre, en outre, depuis plusieurs années d'une gastrite chronique pour laquelle il vient à Vals. Il se gorge des sources Pauline, Vivaraise et Camuse, sans suivre aucune direction dans son traitement. Il boit les eaux chaque jour jusqu'à en prendre des indigestions. Au bout de quelque temps, se déclarent des symptômes de dyssenterie avec crampes dans tous les membres, selles répétées; l'abdomen est rétracté en bateau, les extrémités froides, le malade souffre en outre de continuels vomissements. Il fut un mois à se rétablir. L'année suivante il revient aux eaux de Vals, son état était alors bien plus satisfaisant, mais M. L. C... oubliant les prescriptions de son médecin, M. le Dr Gilles, continue à abuser des sources à minéralisation la plus forte, les mêmes phénomènes se reproduisent au point de nous laisser croire un moment à une véritable invasion du choléra.

Tous les moyens thérapeutiques recommandés en pareil cas furent employés, la santé parut revenir un moment, mais le malade a succombé quelque temps plus tard par suite de dyssenterie.

Cet exemple n'est pas unique dans le Vivarais. Chaque saison en fait voir de pareils. Il nous souvient avoir vu pendant notre enfance aux eaux de Chanéac (Ardèche) non loin de Vals, des paysans de la Haute-Loire et du Vivarais, absorber jusqu'à 15 litres par jour et quelquefois davantage d'eau minérale la plus chargée en principes médicamenteux. M. L. C. n'en a pas fait un pareil abus, et cependant nous avons tenu à rapporter ce fait pour démontrer une fois de plus, que les eaux employées sans direction et hors de propos sont loin d'être inoffensives.

CONCLUSIONS.

Les eaux minérales froides de Vals-les-Bains présentent une composition des plus variées en éléments minéralisateurs.

Elles sont généralement indiquées dans les cas d'affections chroniques et atoniques des organes sous-diaphragmatiques, et encore dans les états morbides, qui, comme la chloro-anémie se retrouvent au fond des affections chroniques dont elles sont une fâcheuse complication.

Nous avons vu leur emploi plus particulièrement indiqué dans les cas de :

1° Dyspepsie chronique avec langueur et dépérissement.

2° Affections de l'appareil uro-génital ; gravelle rouge, gravelle blanche, leucorrhée, stérilité.

3° Maladies de la peau. Eczéma, psoriasis, éléphantiasis.

4° Cachexie palustre.

5° Lymphatisme et scrofule.

6° Nécrose, tumeur blanche avec anémie profonde.

Pour amener la guérison, les eaux bicarbonatées sodiques, faibles sont préférables dans bien des cas aux sources plus minéralisées.

Enfin, dans les maladies pyrétiques et celles qui s'accompagnent d'état fébrile aigu l'emploi des eaux de Vals est absolument contre-indiqué. L'observation XVII prouve de plus que leur mode d'emploi doit être rigoureusement surveillé.

Et nous terminerons par ces paroles empruntées au Dʳ Clermont, autréfois médecin à Vals : « quelque intérêt que nous portions aux eaux de Vals nous ne ressentons pas pour elles l'enthousiasme porté jusqu'au lyrisme que le Dr Barrier avait pour celles, dont il dirigeait d'ailleurs l'emploi avec tant d'habileté, et à l'occasion desquelles il disait avec une conviction sincère : « Je traite et dompte aujourd'hui à Celles un grand nombre de maladies dont les guérisons sont réputées au-dessus de toutes les ressources de l'art. »

A Vals on ne dompte rien dans ce genre de lésions. En agissant avec prudence, n'excitant pas trop le malade, diminuant dans les bains la proportion d'eau minérale, en donnant en boisson l'eau des sources les plus légères, le médecin doit s'attendre à voir les fonctions améliorées pour un temps indéterminé ; mais là s'arrête sa puissance. Aussi n'est-ce qu'après en avoir bien pesé les avantages et les inconvénients qu'il doit accorder ou refuser au malade le voyage de Vals.

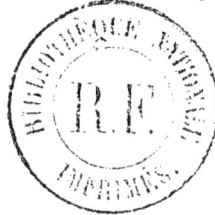

Paris. — A. PARENT, imp. de la Faculté de Médecine, r. M.-le-Prince, 29-31.

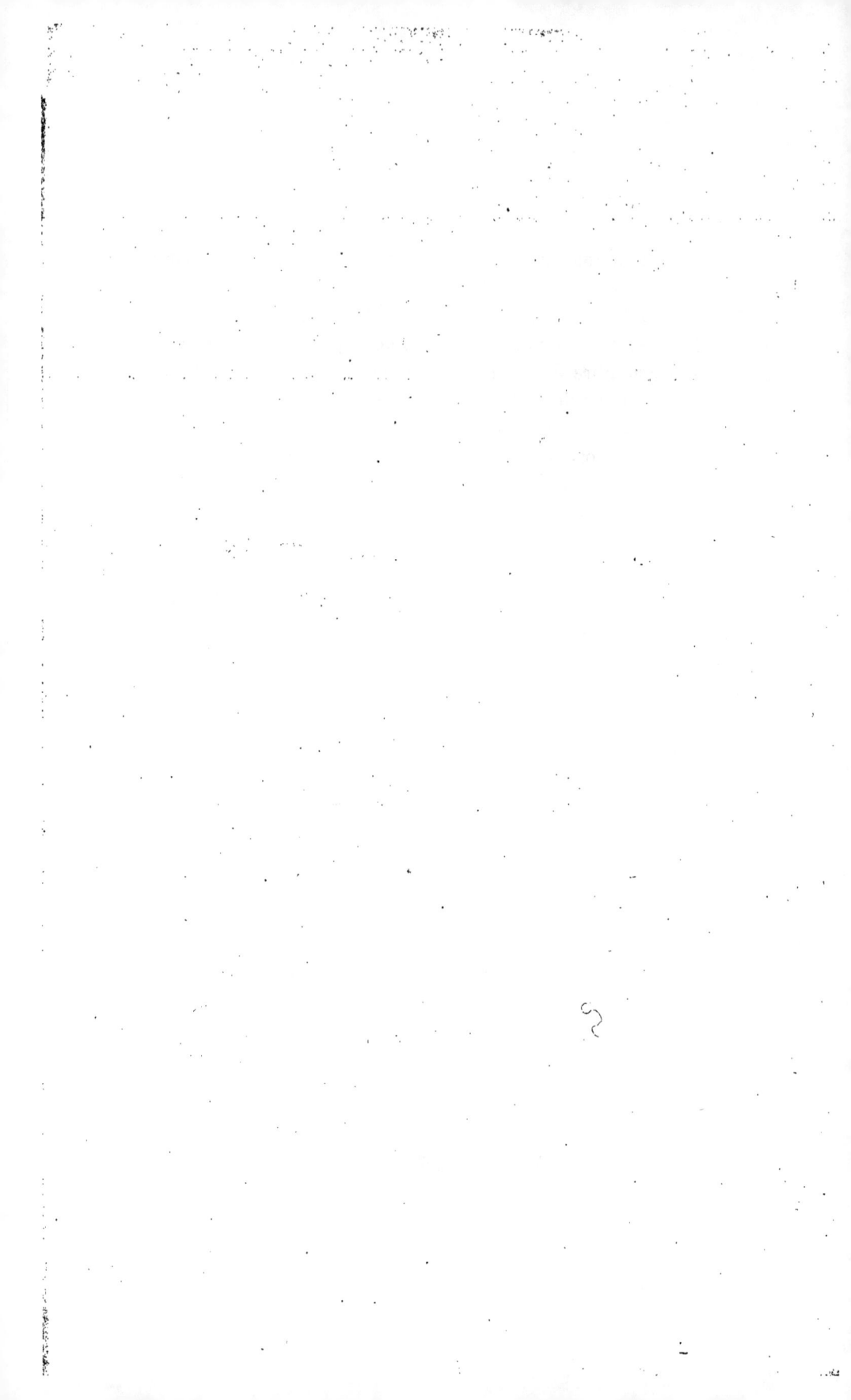

www.ingramcontent.com/pod-product-compliance
Lightning Source LLC
Chambersburg PA
CBHW071439200326
41520CB00014B/3752